PRÉFECTURE DU DÉPARTEMENT DE LA SEINE

DIRECTION ADMINISTRATIVE DES SERVICES D'ARCHITECTURE
ET DES PLANTATIONS DE PARIS

RÉVISION DES DÉCRETS DE VOIRIE

TEXTE ADOPTÉ

PAR LA PRÉFECTURE DE LA SEINE

A LA SUITE DES OBSERVATIONS DU

CONSEIL GÉNÉRAL DES BATIMENTS CIVILS

PARIS
IMPRIMERIE ET LIBRAIRIE CENTRALES DES CHEMINS DE FER
IMPRIMERIE CHAIX
SOCIÉTÉ ANONYME AU CAPITAL DE TROIS MILLIONS
Rue Bergère, 20
1901

RÉVISION
DES DÉCRETS DE VOIRIE

PRÉFECTURE DU DÉPARTEMENT DE LA SEINE

DIRECTION ADMINISTRATIVE DES SERVICES D'ARCHITECTURE
ET DES PLANTATIONS DE PARIS

RÉVISION DES DÉCRETS DE VOIRIE

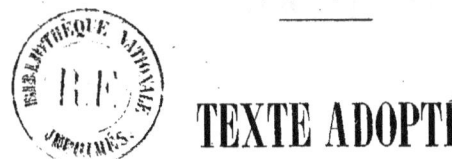

TEXTE ADOPTÉ

PAR LA PRÉFECTURE DE LA SEINE

A LA SUITE DES OBSERVATIONS DU

CONSEIL GÉNÉRAL DES BATIMENTS CIVILS

PARIS
IMPRIMERIE ET LIBRAIRIE CENTRALES DES CHEMINS DE FER
IMPRIMERIE CHAIX
SOCIÉTÉ ANONYME AU CAPITAL DE TROIS MILLIONS
Rue Bergère, 20
1901

PRÉFECTURE DU DÉPARTEMENT DE LA SEINE

DIRECTION ADMINISTRATIVE DES SERVICES D'ARCHITECTURE
ET DES PLANTATIONS DE PARIS

*Bureau des Alignements et des Promenades
et Plantations.*

Rédaction proposée par le Conseil Général
des Bâtiments Civils

PROJET DE RÈGLEMENT

CONCERNANT

les hauteurs et les saillies des bâtiments

dans la Ville de Paris

PROJET DE RÈGLEMENT

CONCERNANT

les hauteurs et les saillies des bâtiments

de la Ville de Paris

TITRE PREMIER

Des hauteurs des bâtiments.

SECTION PREMIÈRE

Des bâtiments bordant les voies publiques
et privées.

Article premier.

La hauteur des bâtiments bordant les voies publiques (rues, places, carrefours, boulevards, avenues, quais, etc.) dans la Ville de Paris est limitée, conformément aux indications du tableau ci-annexé, par un profil qui se compose des trois éléments suivants :
1º Une ligne droite verticale à l'alignement ;
2º Un arc de cercle tangent à cette ligne verticale ;
3º Une tangente rectiligne à cet arc de cercle.

Art. 2.

La ligne droite verticale à l'alignement détermine le nu de toutes les saillies autorisées par le titre II du présent décret. Elle s'élève depuis le sol jusqu'à la ligne horizontale sur laquelle se trouve son point de raccord avec l'arc de cercle.

La cote de hauteur de cette ligne horizontale, mesurée à partir du niveau du trottoir ou du revers pavé au pied de la façade et prise au point milieu de la façade, est proportionnelle à la largeur légale de la voie publique, pour les parties alignées.

TITRE PREMIER

Des hauteurs des bâtiments.

SECTION PREMIÈRE

Des bâtiments bordant les voies publiques
et privées.

La hauteur des bâtiments bordant les voies publiques (rues, places, carrefours, boulevards, avenues, quais, etc.) dans la Ville de Paris est limitée, conformément aux indications du tableau ci-annexé, par un profil qui se compose des trois éléments suivants :
1º Une ligne droite verticale à l'alignement ;
2º Un arc de cercle tangent à cette ligne verticale ;
3º Une tangente rectiligne à cet arc de cercle.

La ligne droite verticale à l'alignement détermine le nu de toutes les saillies autorisées par le titre II du présent décret. Elle s'élève depuis le sol jusqu'à la ligne horizontale sur laquelle se trouve son point de raccord avec l'arc de cercle.

La cote de hauteur de cette ligne horizontale, mesurée à partir du niveau du trottoir ou du revers pavé au pied de la façade et prise au point milieu de la façade, est proportionnelle à la largeur légale de la voie publique pour les parties alignées.

Texte définitif de la Préfecture
de la Seine.

PROJET DE RÈGLEMENT

CONCERNANT

les hauteurs et les saillies des bâtiments

dans la Ville de Paris

OBSERVATIONS

TITRE PREMIER

Des hauteurs des bâtiments.

SECTION PREMIÈRE

Des bâtiments bordant les voies publiques et privées.

ARTICLE PREMIER.

La hauteur des bâtiments bordant les voies publiques (rues, places, carrefours, boulevards, avenues, quais, etc.) dans la Ville de Paris est limitée, conformément aux indications du tableau ci-annexé, par un profil qui se compose des trois éléments suivants :
 1° Une ligne droite verticale à l'alignement ;
 2° Un arc de cercle tangent à cette ligne verticale ;
 3° Une tangente rectiligne à cet arc de cercle.

ART. 2.

La ligne droite verticale à l'alignement détermine le nu de toutes les saillies autorisées par le titre II du présent décret. Elle s'élève depuis le sol jusqu'à la ligne horizontale sur laquelle se trouve son point de raccord avec l'arc de cercle.

La cote de hauteur de cette ligne horizontale, mesurée à partir du niveau du trottoir ou du revers pavé au pied de la façade et prise au point milieu de la façade, est proportionnelle à la largeur légale de la voie publique, pour les parties alignées.

Pour les parties en retrait de l'alignement et pour les bâtiments retranchables, on n'admettra pas une largeur supérieure à l'intervalle compris entre la partie la plus saillante de la façade du bâtiment et l'alignement légal opposé. Pour le mesurage de cette largeur légale, toute fraction de mètre en plus du nombre entier est comptée pour un mètre.

Cette cote de hauteur s'établit de la manière suivante :

Dans les voies de 1 à 12 mètres de largeur, la hauteur ne pourra excéder 6 mètres augmentés de la largeur de la voie.

Dans les voies de 12 mètres de largeur et au-dessus, la hauteur ne pourra excéder 18 mètres augmentés du quart de l'excédent de la largeur de la voie en plus de 12 mètres, sans que, dans aucun cas, cette hauteur puisse dépasser 20 mètres.

Ce mode de mesurage ne sera applicable pour les bâtiments en bordure des voies en pente que dans une longueur de trente mètres ; au delà de cette longueur les bâtiments seront abaissés suivant la déclivité du sol.

Si le constructeur établit plusieurs bâtiments distincts, la hauteur sera mesurée séparément pour chacun de ces bâtiments suivant les règles énoncées ci-dessus.

Pour les parties en retrait de l'alignement et pour les bâtiments retranchables, on n'admettra pas une largeur supérieure à l'intervalle compris entre la partie la plus saillante de la façade du bâtiment et l'alignement légal opposé. Pour le mesurage de cette largeur légale, toute fraction de mètre en plus du nombre entier est comptée pour un mètre.

Cette cote de hauteur s'établit de la manière suivante :

Dans les voies de 1 à 12 mètres de largeur, la hauteur ne pourra excéder 6 mètres augmentés de la largeur *réglementaire* de la voie.

Dans les voies de 12 mètres de largeur et au-dessus *et dans les voies de largeur indéterminée offrant des prospects étendus comme quais, voies en bordure du chemin de fer, places, carrefours, etc.*, la hauteur ne pourra excéder 18 mètres, augmentés du quart de l'excédent de la largeur réglementaire de la voie en plus de 12 mètres, sans que, dans aucun cas, cette hauteur puisse dépasser 20 mètres au-dessus du point d'attache.

Ce mode de mesurage ne sera applicable, pour les bâtiments en bordure des voies en pente, que dans une longueur de 30 mètres ; au delà de cette longueur, les bâtiments seront élevés ou abaissés suivant la déclivité du sol.

Si le constructeur établit plusieurs bâtiments distincts, la hauteur sera mesurée séparément pour chacun de ces bâtiments suivant les règles énoncées ci-dessus.

Art. 3.

L'arc de cercle doit être tangent à la ligne verticale d'alignement et son centre situé sur la ligne horizontale (art. 2). Le rayon de cet arc peut être d'une longueur égale à la moitié de la largeur de la voie, avec droit pour le constructeur à un minimum de 6 mètres, mais sans que ce rayon puisse être supérieur dans aucun cas à 10 mètres.

Art. 4.

La tangente rectiligne de raccordement sera menée à l'arc de cercle, avec une inclinaison de 45° sur l'horizontale jusqu'à la rencontre de la tangente correspondante de la post-face du bâtiment élevé en bordure de la voie publique.

Art. 3.

L'arc de cercle doit être tangent à la ligne verticale d'alignement et son centre situé sur la ligne horizontale (art. 2). Le rayon de cet arc de cercle peut être d'une longueur égale à la moitié de la largeur de la voie avec droit pour le constructeur à un minimum de 6 mètres, mais sans que ce rayon puisse être supérieur dans aucun cas à 10 mètres.

Art. 4.

La tangente rectiligne de raccordement sera menée à l'arc de cercle, avec une inclinaison de 45° sur l'horizontale jusqu'à la rencontre de la tangente correspondante de la post-face du bâtiment élevé en bordure de la voie publique.

Pour les parties en retrait de l'alignement et pour les bâtiments retranchables, on n'admettra pas une largeur supérieure à l'intervalle compris entre la partie la plus saillante de la façade du bâtiment et l'alignement légal opposé. Pour le mesurage de cette largeur légale, toute fraction de mètre en plus du nombre entier est comptée pour un mètre.

Cette cote de hauteur s'établit de la manière suivante :

Dans les voies de 1 à 12 mètres de largeur, la hauteur ne pourra excéder 6 mètres augmentés de la largeur légale de la voie.

Dans les voies de 12 mètres de largeur et au-dessus, la hauteur ne pourra excéder 18 mètres augmentés du quart de l'excédent de la largeur de la voie en plus de 12 mètres, sans que, dans aucun cas, cette hauteur puisse dépasser 20 mètres au-dessus du point d'attache.

Ce mode de mesurage ne sera applicable pour les bâtiments en bordure des voies en pente que dans une longueur de 30 mètres ; au delà de cette longueur, les bâtiments seront abaissés suivant la déclivité du sol.

Si le constructeur établit plusieurs bâtiments distincts, la hauteur sera mesurée séparément pour chacun de ces bâtiments suivant les règles énoncées ci-dessus.

On a adopté le mot légale, parce que la largeur des voies est précisée par une ordonnance royale ou un décret.

La nomenclature faite par les Bâtiments civils est dangereuse à cause des omissions possibles.

Les mots « voies de 12 mètres de largeur et au-dessus » semblent tout dire.

Art. 3.

L'arc de cercle doit être tangent à la ligne verticale d'alignement et son centre situé sur la ligne horizontale (art. 2). Le rayon de cet arc peut être d'une longueur égale à la moitié de la largeur de la voie, avec droit pour le constructeur à un minimum de 6 mètres, mais sans que ce rayon puisse être supérieur dans aucun cas à 10 mètres.

Art. 4.

La tangente rectiligne de raccordement sera menée à l'arc de cercle, avec une inclinaison de 45° sur l'horizontale, jusqu'à la rencontre de la tangente correspondante de la post-face du bâtiment élevé en bordure de la voie publique.

Dans aucun cas, le faîte des murs séparatifs ne pourra s'élever à plus de un mètre au-dessus du point le plus haut du quart de cercle, sous réserve des dispositions énoncées à l'article 8.

Dans aucun cas, le faîte des murs séparatifs, *aux endroits où ne sont pas adossées ou incorporées des souches de cheminées*, ne pourra s'élever à un mètre au-dessus du point le plus haut du quart de cercle, sous réserve des dispositions énoncées à l'article 8.

Art. 5.

Dans les carrefours, aux angles des voies et sur les pans coupés, la hauteur permise correspondra à l'agrandissement du prospect assimilé à une largeur de rue.

Le supplément de hauteur ne sera admis que sur la largeur de la façade au-devant de laquelle ce prospect sera réalisé.

Néanmoins, tout bâtiment situé à l'angle des voies publiques d'inégales largeurs peut être élevé sur les voies les plus étroites jusqu'à la hauteur fixée pour la plus large, sans que toutefois la longueur de la façade ainsi élevée sur les voies les plus étroites puisse excéder une fois et demie la largeur légale de ces voies.

Si ces voies communiquant entre elles sont placées à des niveaux différents, la cote qui servira à déterminer la hauteur des bâtiments sera la moyenne des cotes prises au milieu de chaque façade.

Il sera fait abstraction, pour ces mesurages, des parties de façade à l'alignement qu'un pan coupé régulièrement ordonnancé aura supprimées.

§ 1. Dans les carrefours, aux angles des voies et sur les pans coupés, la hauteur permise correspondra à l'agrandissement du prospect assimilé à une largeur de rue.

Le supplément de hauteur ne sera admis que sur la largeur de la façade au devant de laquelle ce prospect est réalisé.

§ 2. Néanmoins, tout bâtiment situé à l'angle de voies publiques d'inégales largeurs, *qu'elles soient de niveau ou en déclivité*, peut être élevé sur les voies les plus étroites jusqu'à la hauteur fixée pour la plus large, sans que toutefois la longueur de la façade ainsi élevée sur les voies les plus étroites puisse excéder une fois et demie la largeur légale de ces voies.

§ 3. Si ces voies communiquant entre elles, *ont des pentes différentes et sont d'égale largeur, le point de départ de la cote de hauteur de la ligne horizontale* sera donné par la moyenne des altitudes des cotes prises au milieu de chaque façade.

§ 4. Il sera fait abstraction, pour ces mesurages, des parties de façade à l'alignement qu'un pan coupé régulièrement ordonnancé aura supprimées.

Art. 6.

Pour les bâtiments autres que ceux dont il est parlé en l'article précédent, et qui occupent tout l'espace compris entre des voies d'inégales largeurs ou de niveaux différents, le profil de chacune des façades ne peut dépasser la hauteur fixée en raison de la largeur ou du niveau de la voie publique sur laquelle ces façades seront élevées.

Pour les bâtiments autres que ceux dont il est parlé en l'article précédent et qui occupent tout l'espace compris entre des voies d'inégales largeurs ou de niveaux différents, le profil de chacune des façades ne peut dépasser la hauteur fixée en raison de la largeur ou du niveau de la voie publique sur laquelle ces façades seront élevées, *sans qu'il soit d'ailleurs dérogé aux prescriptions du § 2 de l'article 5*.

Art. 7.

Les bâtiments ou parties de bâtiments qui seront construits à rez-de-chaussée ou aux étages en arrière de l'alignement bénéficieront du périmètre permis pour la voie publique dont la largeur serait égale à la distance qui sépare la nouvelle façade ou partie de façade ainsi retraitée de l'alignement légal opposé, mais à la condition que l'alignement soit toujours articulé et effectivement réalisé.

Les bâtiments ou parties de bâtiments qui seront construits à rez-de-chaussée ou aux étages en arrière de l'alignement bénéficieront du périmètre permis pour la voie publique dont la largeur serait égale à la distance qui sépare la nouvelle façade ou partie de façade ainsi retraitée de l'alignement légal opposé, mais à la condition que l'alignement soit toujours articulé et effectivement réalisé.

Dans aucun cas, sauf dans la largeur des souches de cheminées, le faîte des murs séparatifs ne pourra s'élever à plus de un mètre au-dessus du point le plus haut du quart de cercle, sous réserve des dispositions énoncées à l'article 8.

Art. 5.

§ 1. Dans les carrefours, aux angles des voies et sur les pans coupés, et dans les voies offrant des prospects effectifs très étendus, la hauteur permise correspondra à l'agrandissement du prospect assimilé à une largeur de rue.

Le supplément de hauteur ne sera admis que sur la largeur de la façade au-devant de laquelle ce prospect sera réalisé.

§ 2. Néanmoins tout bâtiment situé à l'angle de voies publiques d'inégales largeurs, qu'elles soient de niveau ou en déclivité, peut être élevé sur les voies les plus étroites jusqu'à la hauteur fixée pour la plus large, sans que toutefois la longueur de la façade ainsi élevée sur les voies les plus étroites puisse excéder une fois et demie la largeur légale de ces voies.

§ 3. Si ces voies communiquant entre elles, ont des pentes différentes et sont d'égale largeur, la cote qui servira à déterminer la hauteur des bâtiments sera la moyenne des cotes prises au milieu de chaque façade.

§ 4. Il sera fait abstraction, pour ces mesurages, des parties de façade à l'alignement qu'un pan coupé régulièrement ordonnancé aura supprimées.

Art. 6.

Pour les bâtiments autres que ceux dont il est parlé en l'article précédent, et qui occupent tout l'espace compris entre des voies d'inégales largeurs ou de niveaux différents, le profil de chacune des façades ne peut dépasser la hauteur fixée en raison de la largeur ou du niveau de la voie publique sur laquelle ces façades seront élevées sans qu'il soit d'ailleurs dérogé aux prescriptions du paragraphe 2 de l'article 5.

Art. 7.

Les bâtiments ou parties de bâtiments, qui seront construits à rez-de-chaussée ou aux étages en arrière de l'alignement, bénéficieront du périmètre permis pour la voie publique dont la largeur serait égale à la distance qui sépare la nouvelle façade ou partie de façade ainsi retraitée de l'alignement légal opposé, mais à la condition que l'alignement soit toujours articulé et effectivement réalisé.

Art. 8.

La tête du mur mitoyen sera limitée du côté de la voie publique, au-dessus de la ligne horizontale, (art. 2) par le gabarit des saillies à l'alignement, tel qu'il est indiqué au titre II du précédent décret.

Les souches de cheminées ne pourront monter à plus d'un mètre au-dessus du point le plus élevé du périmètre autorisable pour le bâtiment et leur parement vertical antérieur ne pourra se trouver à moins de un mètre en arrière de l'alignement.

L'ensemble produit par les largeurs cumulées des faces des lucarnes à l'alignement ne pourra excéder les deux tiers de la longueur de face du bâtiment, déduction faite des couronnements des constructions en encorbellement sur la voie publique, dans les conditions indiquées au titre II du présent décret.

Le parement de la tête du mur séparatif à l'alignement sera limité par un plan vertical prolongé au-dessus de la ligne horizontale jusqu'à sa rencontre avec le gabarit des saillies de l'alignement, tel qu'il est indiqué au titre II du présent décret.

Les souches de cheminées ne pourront monter à plus d'un mètre au-dessus du point le plus élevé du périmètre autorisable pour le bâtiment, et leur parement vertical antérieur ne pourra se trouver à moins de un mètre en arrière de l'alignement.

L'ensemble produit par les largeurs cumulées des faces des lucarnes à l'alignement ne pourra excéder les deux tiers de la longueur de face du bâtiment, déduction faite des couronnements des constructions en encorbellement sur la voie publique, dans les conditions indiquées au titre II du présent décret.

Art. 9.

Les constructeurs qui n'élèvent pas les façades de leurs bâtiments à toute la hauteur permise ont la faculté d'établir les autres parties de leurs bâtiments suivant leur convenance, sans pouvoir toutefois sortir du profil légal tel qu'il est déterminé aux articles 1, 2, 3, 4 et 8.

Les constructeurs qui n'élèvent pas les façades de leurs bâtiments à toute la hauteur permise ont la faculté d'établir les autres parties de leurs bâtiments suivant leur convenance, sans toutefois sortir du type légal tel qu'il est déterminé aux articles 1, 2, 3, 4 et 8.

Art. 10.

La hauteur des bâtiments établis en bordure des voies privées de toute nature, fermées ou non à leurs extrémités (passages, impasses, cités, squares, etc., à l'exception des cours et des courettes) est déterminée

La hauteur des bâtiments établis en bordure des voies privées de toute nature, fermées ou non à leurs extrémités (passages, impasses, cités, squares, etc., à l'exception des cours et des courettes) est déterminée

Art. 8.

Les souches de cheminées ne pourront monter à plus d'un mètre au-dessus du point le plus élevé du périmètre autorisable pour le bâtiment et leur parement vertical antérieur ne pourra se trouver à moins de un mètre en arrière de l'alignement.

Il n'y a pas à réglementer, plus qu'on ne l'a fait jusqu'à présent, d'ailleurs, le parement des murs mitoyens. Quant à l'alinéa 3 du texte des Bâtiments Civils, il est reporté aux saillies, article 25.

Art. 9.

Les constructeurs qui n'élèvent pas les façades de leurs bâtiments à toute la hauteur permise ont la faculté d'établir les autres parties de leurs bâtiments suivant leur convenance, sans pouvoir toutefois sortir du profil légal tel qu'il est déterminé aux article 1, 2, 3, 4 et 8.

Art. 10.

La hauteur des bâtiments établis en bordure des voies privées de toute nature, fermées ou non à leurs extrémités (passages, impasses, cités, squares, etc., à l'exception des cours et des courettes) est déterminée d'après la largeur de ces voies ou espaces, conformément aux règles fixées pour les bâtiments en bordure des voies publiques suivant les indications du tableau ci-annexé.

Les dispositions des articles précédents sont d'ailleurs applicables à ces bâtiments.

SECTION II

Des bâtiments bordant les cours et les courettes.

Art. 11.

La hauteur des bâtiments établis en bordure des cours, ainsi que la hauteur de la post-face des bâtiments élevés en bordure des voies publiques ou privées, sont déterminées d'après la largeur de la cour, largeur prise dans l'axe de chaque baie des pièces pouvant servir à l'habitation de jour ou de nuit, conformément aux indications du tableau ci-annexé.

Cette hauteur sera limitée par les mêmes profils que ceux autorisés pour les habitations en bordure des voies publiques, à la condition que la cour ait une largeur au moins égale à la moitié de la largeur nécessaire pour une même hauteur sur la voie publique sans que, dans aucun cas, la largeur de la cour au-devant des baies puisse être inférieure à 4 mètres et la surface de la cour inférieure à 25 mètres carrés.

En aucun cas, la surface réglementaire de la cour ne pourra être diminuée par suite de construction nouvelle ou par suite d'aliénation.

Les bâtiments ou parties de bâtiments, qui seront construits aux étages en arrière du rez-de-chaussée bénéficieront des périmètres correspondants aux largeurs ainsi obtenues.

Le sol d'une cour peut être à un niveau différent de celui de la voie publique ou d'une autre cour.

Les cages d'escaliers pratiquées sur les cours pourront sortir du périmètre indiqué ci-dessus, de manière à s'élever jusqu'au plafond du dernier étage desservi par ces escaliers.

---

d'après la largeur de ces voies ou espaces, conformément aux règles fixées pour les bâtiments en bordure des voies publiques suivant les indications du tableau ci-annexé.

Les dispositions des articles précédents sont d'ailleurs applicables à ces bâtiments.

SECTION II

Des bâtiments bordant les cours et les courettes.

Art. 11.

Les bâtiments sur cours sont limités verticalement par les mêmes gabarits que ceux respectivement autorisés pour les façades sur rue; toutefois la hauteur à laquelle sera tracée la ligne horizontale du gabarit est subordonnée à la superficie des cours dans les conditions ci-après.

Pour une hauteur comprise jusqu'à 14 mètres inclusivement.

La cour devra avoir une surface de 30 mètres.
Pour une hauteur de 14 à 16ᵐ — 35 —
— 16 à 18ᵐ — 40 —
— 18 à 18ᵐ,50 — 45 —
— 18ᵐ,50 à 19ᵐ — 50 —
— 19 à 19ᵐ,50 — 55 —
— 19ᵐ,50 à 20ᵐ — 60 —

La vue directe mesurée dans l'axe des baies de chaque pièce servant à l'habitation de jour ou de nuit (chambres à coucher, salon, salle à manger, cabinet de travail ou bureau, salle de billard, cuisine) ne pourra être inférieure :

A 4 mètres si la hauteur à laquelle sera tracée la ligne horizontale du gabarit atteint 14 mètres; à 5 mètres si la hauteur à laquelle sera tracée la ligne horizontale du gabarit atteint 15 à 18 mètres ; à 6 mètres si la hauteur à laquelle sera tracée la ligne horizontale du gabarit atteint 18 à 20 mètres.

L'attache de la hauteur du gabarit sera prise à l'altitude moyenne entre la cote du point le plus bas et celle du point le plus haut du sol de chaque cour.

Pour les cas particuliers, il sera statué par espèce.

En tous cas, la surface réglementaire de la cour devra toujours être respectée, à quelque niveau qu'on la prenne et ce, même en cas d'aliénation.

Les cages d'escaliers pratiquées sur les cours pourront sortir du périmètre indiqué ci-dessus de manière à s'élever jusqu'au plafond du dernier étage desservi par ces escaliers.

d'après la largeur de ces voies ou espaces, conformément aux règles fixées pour les bâtiments en bordure des voies publiques suivant les indications du tableau ci-annexé.

Les dispositions des articles précédents sont d'ailleurs applicables à ces bâtiments.

SECTION II
Des bâtiments bordant les cours et les courettes.

Art. 11.

La hauteur des bâtiments établis en bordure des cours, ainsi que la hauteur de la post-face des bâtiments élevés en bordure des voies publiques ou privées, sont déterminées d'après la largeur de la cour, largeur prise dans l'axe de chaque baie des pièces pouvant servir à l'habitation de jour ou de nuit, conformément aux indications du tableau ci-annexé.

Cette hauteur sera limitée par les même profils que ceux autorisés pour les habitations en bordure des voies publiques, à la condition :

1° Que le prospect au-devant de l'axe de chaque baie desservant une pièce habitable ait une longueur égale au tiers de la largeur nécessaire pour une même hauteur sur la voie publique, sous réserve d'un minimum de 4 mètres;

2° Que la surface minima de la cour soit donnée par l'expression : 10 fois le prospect, moins 10 mètres superficiels.

Le tout conformément au tableau ci-après :

HAUTEURS DES BATIMENTS	PROSPECTS	SURFACES DE COUR
12.00	4.00	30.00
13.00	4.33	33.33
14.00	4.66	36.66
15.00	5.00	40.00
16.00	5.33	43.33
17.00	5.66	46.66
18.00	6.00	50.00
19.00	6.33	53.33
20.00	6.66	56.66

Pour les bâtiments élevés au-devant des murs séparatifs, le prospect minimum au-devant des pièces habitables sera de 5 mètres.

Pour les cours qui n'éclaireraient et n'aéreraient comme pièces habitables que des cuisines, les cotes minima du tableau ci-dessus seront réduites de moitié.

La Préfecture de la Seine se rallie à la manière de voir du Conseil des Bâtiments civils qui a combiné les prospects du décret proposé avec les surfaces du décret ancien. Mais elle pense devoir substituer aux catégories du Conseil général, une proportionnalité constante en harmonie avec l'ensemble de tout le projet.

Les murs séparatifs pouvant toujours être montés par le voisin à plus de 30 mètres de hauteur, il y a lieu d'établir une réglementation spéciale pour cette hypothèse.

Le Conseil général des Bâtiments civils pensait devoir considérer la cuisine comme pièce habitable et, comme telle, l'éclairer et l'aérer sur les grandes cours.

En aucun cas, la surface réglementaire de la cour ne pourra être diminuée par suite de construction nouvelle ou par suite d'aliénation.

Les bâtiments ou parties de bâtiments, qui seront construits aux étages en arrière du rez-de-chaussée bénéficieront des périmètres supplémentaires ainsi obtenus.

L'altitude du sol de chaque cour sera considérée indépendamment de celle de la voie publique ou d'une autre cour.

Les cages d'escaliers pratiquées sur les cours pourront sortir du périmètre indiqué ci-dessus, de manière à s'élever jusqu'au plafond du dernier étage desservi par ces escaliers.

Il a paru que cela était excessif et dangereux pour les terrains de faibles dimensions et surtout les terrains d'angle.

Le texte adopté constitue une amélioration très sensible, puisque la cour de cuisine minimâ sera supérieure en surface à celle permise actuellement et uniformément pour toutes les hauteurs de bâtiments et ne sera tolérée que pour les bâtiments les moins élevés. Les dimensions de cette cour de cuisine augmenteront désormais avec la hauteur des bâtiments qui l'entourent, de façon à atteindre, quand ces bâtiments seront à leur maximum d'élévation, la dimension actuelle des cours exigées pour les pièces habitables.

Art. 12.

Lorsque plusieurs propriétaires auront pris, par acte notarié, l'engagement envers la Ville de Paris de maintenir à perpétuité leur cours communes et que la réunion de ces cours donnera le prospect réglementaire et la surface minima de 25 mètres, telle qu'elle est indiquée à l'article 11, les bâtiments limitant ces cours seront régis par les profils correspondants aux prospects obtenus.

Entre plusieurs cours réunies de la sorte, la hauteur des clôtures ne pourra excéder 5 mètres.

Lorsque plusieurs propriétaires auront pris, par acte notarié, l'engagement envers la Ville de Paris de maintenir à perpétuité leurs cours *ou courettes* communes, l'ensemble de ces cours *ou courettes sera considéré comme une cour ou une courette unique et régi par les prescriptions de l'article 11 ci-dessus pour les cours ou de l'article 13 ci-dessous pour les courettes.*

Entre plusieurs cours *ou courettes* réunies de la sorte, la hauteur des clôtures ne pourra *excéder la hauteur légale*.

Art. 12.

Lorsque plusieurs propriétaires auront pris, par acte notarié, l'engagement envers la Ville de Paris de maintenir à perpétuité leurs cours ou courettes communes, l'ensemble de ces cours ou courettes sera considéré comme une cour ou une courette unique et régi par les prescriptions de l'article 11 ci-dessus pour les cours ou de l'article 13 ci-dessous pour les courettes.

Entre plusieurs cours ou courettes réunies de la sorte, la hauteur des clôtures ne pourra excéder la hauteur légale.

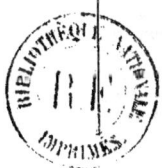

Art. 13.

Toute courette qui servira à éclairer et aérer une ou plusieurs cuisines, devra avoir, au droit de l'axe des baies éclairant ces cuisines, une largeur au moins égale au sixième de la hauteur mesurée du sol de la courette au faîte des bâtiments entourant ou joignant ladite courette sans que, en aucun cas, cette largeur mesurée dans œuvre puisse être inférieure à 2 mètres et que la surface de la courette puisse être inférieure à 9 mètres carrés.

Dans une courette joignant des murs mitoyens, ceux-ci seront supposés construits à une hauteur de 30 mètres.

Par exception, les cuisines des loges de concierges pourront être éclairées et aérées sur des courettes de 4 mètres superficiels avec une largeur minima de 1^m,60.

Toute cour ayant une surface réelle inférieure à 30 mètres carrés sera considérée comme une courette.

Les courettes devront avoir un minimum de 8 mètres de surface, et les vues directes mesurées dans l'axe des baies seront d'au moins 1^m,90.

Par exception » l'article 11, les cuisines des concierges pourront être éclairées et aérées sur des courettes.

Les parois verticales des courettes pourront s'élever jusqu'à la rencontre avec les toitures.

Art. 14.

Toute courette sur laquelle seront éclairés et aérés des cabinets d'aisance devra avoir au moins 4 mètres de surface avec une largeur minima de 1^m,60 mesurée dans œuvre.

Art. 15.

Au dernier étage des bâtiments, les pièces servant à l'habitation pourront prendre jour et air sur des courettes, à la condition que ces courettes aient une surface d'au moins 4 mètres carrés.

Au dernier étage des bâtiments, les pièces servant à l'habitation pourront prendre jour et air sur des courettes.

Art. 16.

Il est interdit d'établir des combles vitrés dans les cours et courettes au-dessus des parties de constructions sur lesquelles sont éclairés et aérés, soit des pièces habitables, soit des cuisines, soit des cabinets d'aisances, à moins qu'il ne soit réservé un passage d'air libre permanent qui aura au moins la surface exigible de la cour et de la courette.

Il est interdit d'établir des combles vitrés au-dessus des courettes, à moins qu'il ne soit réservé entre le sommet des parois verticales de la courette et la base des combles, un passage d'air libre permanent d'une surface au moins égale à celle de la courette.

Art. 13.

Toute cour ayant une surface réelle inférieure à 15 mètres carrés sera considérée comme une courette.

Les courettes devront avoir un minimum de 8 mètres de surface, et les vues directes mesurées dans l'axe des baies seront d'au moins 1^m,90.

Par exception à l'article 11, les cuisines des concierges pourront être éclairées et aérées sur des courettes.

Les parois verticales des courettes pourront s'élever jusqu'à la rencontre avec les toitures.

Art. 14.

Au dernier étage des bâtiments, les pièces servant à l'habitation pourront prendre jour et air sur des courettes.

Art. 15.

Il est interdit d'établir des combles vitrés dans les cours et courettes au-dessus des parties des constructions sur lesquelles sont éclairés et aérés, soit des pièces habitables, soit des cuisines, soit des cabinets d'aisances, à moins qu'il ne soit réservé un passage d'air libre permanent qui aura au moins la surface exigible de la cour ou de la courette.

Art. 17.

Dans aucun cas, les surfaces de courettes ne pourront être réunies pour former, soit une courette, soit une cour de dimensions réglementaires.

Art. 18.

Toutes les mesures de cours et courettes sont prises dans œuvre.

Toutes les mesures de cours et courettes sont prises dans œuvre.

SECTION III

Hauteur des étages.

Art. 19.

Dans les bâtiments, de quelque nature qu'ils soient, en bordure des voies publiques ou privées ou des cours, la hauteur du rez-de-chaussée et celle de l'étage placé immédiatement au-dessus du rez-de-chaussée, ne pourront jamais être inférieures à $2^m,80$ mesurés sous plafond.

La hauteur des sous-sols et des autres étages ne devra pas être inférieure à $2^m,60$ mesurés sous plaplafond.

Pour les étages dans les combles, cette hauteur de $2^m,60$ s'applique à la partie la plus élevée du rampant et toute chambre lambrissée devra avoir au moins 2 mètres superficiels de plafond horizontal.

SECTION III

Hauteur des étages.

Dans les bâtiments, de quelque nature qu'ils soient, en bordure des voies publiques ou privées ou des cours, la hauteur du rez-de-chaussée et celle de l'étage placé immédiatement au-dessus du rez-de-chaussée, ne pourront jamais être inférieures à $2^m,80$ mesurés sous plafond.

La hauteur des sous-sols et des autres étages ne devra pas être inférieure à $2^m,60$ mesurés sous plafond.

Pour les étages dans les combles, cette hauteur de $2^m,60$ s'applique à la partie la plus élevée du rampant et toute chambre lambrissée devra avoir au moins 2 mètres superficiels de plafond horizontal.

Art. 16.

Toutes les mesures de cours et courettes sont prises dans œuvre.

SECTION III

Hauteur des étages.

Art. 17.

Dans les bâtiments, de quelque nature qu'ils soient, en bordure des voies publiques ou privées ou des cours, la hauteur du rez-de-chaussée et cel'e de l'étage placé immédiatement au-dessus du rez-de-chaussée, ne pourront jamais être inférieures à $2^m,80$ mesurés sous plafond.

La hauteur des sous-sols et des autres étages ne devra pas être inférieure à $2^m,60$ mesurés sous plafond.

Pour les étages dans les combles, cette hauteur de $2^m,60$ s'applique à la partie la plus élevée du rampant et toute chambre lambrissée devra avoir au moins 2 mètres superficiels de plafond horizontal.

TITRE II
Des saillies des bâtiments.

SECTION PREMIÈRE
Dispositions générales.

Art. 20.

Il ne pourra être établi, sur les murs de face des constructions alignées ou non alignées de la Ville de Paris, aucune saillie sur la voie publique, autres que celles autorisées par le présent décret et conformes aux indications du tableau ci-annexé.

Art. 21.

Pour les constructions alignées, les jambes étrières ou boutisses au droit des murs séparatifs devront toujours indiquer l'alignement. A cet effet, il sera réservé sur la face antérieure du mur mitoyen à $1^m,50$ au plus du sol, un nu d'une surface minima de 20 centimètres sur 20 centimètres.

Art. 22.

Toutes les saillies autorisées seront, sauf les exceptions ci-après indiquées, proportionnelles à la largeur des voies, toute fraction de mètre en plus du nombre entier étant comptée pour un mètre.

Toutes les saillies seront mesurées à partir de l'alignement pour les constructions alignées; à partir du nu du mur de face pour les constructions en saillie sur l'alignement ainsi que pour celles sujettes à avancement par mesure de voirie.

Elles sont déterminées d'après la largeur légale de la voie au droit de la propriété pour les constructions alignées ou sujettes à un avancement par mesure de voirie, et d'après la largeur effective pour les constructions en saillie sur l'alignement.

Toutes ces saillies sont limitées par un contour enveloppant appelé « gabarit ».

SECTION II
Saillies autorisées à titre provisoire au-devant des constructions.

Art. 23.

Barrières provisoires, étais, échafauds.

La saillie des barrières provisoires, étais, échafauds et engins servant à monter et descendre les

TITRE II
Des saillies des bâtiments.

SECTION PREMIÈRE
Dispositions générales.

Il ne pourra être établi, sur les murs de face des constructions alignées ou non alignées de la Ville de Paris, aucune saillie sur la voie publique, autres que celles autorisées par le présent décret et conformes aux indications du tableau ci-annexé.

Pour les constructions alignées, *le parement du mur séparatif sera laissé libre de toute décoration, à moins que les deux propriétaires voisins ne soient d'accord pour agir autrement. Dans ce cas*, il sera réservé sur ce parement du mur séparatif, à une hauteur de $1^m,50$ environ au-dessus du sol, un nu repère d'une surface minima de 20 centimètres sur 20 centimètres.

Toutes les saillies autorisées seront, sauf les exceptions ci-après indiquées, proportionnelles à la largeur des voies, toute fraction de mètre en plus du nombre entier étant comptée pour un mètre.

Toutes les saillies seront mesurées à partir de l'alignement pour les constructions alignées; *pour les constructions frappées d'alignement*, les saillies seront prises à partir du nu du mur de face.

Les saillies sont déterminées d'après la largeur légale de la voie au droit de la propriété pour les constructions alignées et d'après la largeur effective de la voie *pour les constructions frappées d'alignement*.

Toutes ces saillies sont limitées par un contour enveloppant appelé « gabarit ».

SECTION II
Saillies autorisées à titre provisoire au-devant des constructions

Barrières provisoires, étais, échafauds.

La saillie des barrières provisoires, étais, échafauds et engins servant à monter et descendre les

TITRE II

Des saillies des bâtiments.

SECTION PREMIÈRE

Dispositions générales.

Art. 18.

Il ne pourra être établi, sur les murs de face des constructions alignées ou non alignées de la Ville de Paris, aucune saillie sur la voie publique autres que celles autorisées par le présent décret et conformes aux indications du tableau ci-annexé.

Art. 19.

Pour les constructions alignées, le parement antérieur des murs séparatifs devra toujours indiquer l'alignement. A cet effet, il sera réservé sur la face antérieure du mur mitoyen à $1^m,50$ au plus du sol, un nu d'une surface minima de 20 centimètres sur 20 centimètres.

Art. 20.

Toutes les saillies autorisées seront, sauf les exceptions ci-après indiquées, proportionnelles à la largeur des voies, pour laquelle toute fraction de mètre en plus du nombre entier sera comptée pour un mètre.

Toutes les saillies seront mesurées à partir de l'alignement pour les constructions alignées; à partir du nu du mur de face pour les constructions en saillie sur l'alignement ainsi que pour celles sujettes à avancement par mesure de voirie.

Elles sont déterminées d'après la largeur légale de la voie au droit de la propriété pour les constructions alignées ou sujettes à un avancement par mesure de voirie, et d'après la largeur effective pour les constructions en saillie sur l'alignement.

Toutes ces saillies sont limitées par un contour enveloppant appelé « gabarit ».

SECTION II

Saillies autorisées à titre provisoire au-devant des constructions.

Art. 21.

Barrières provisoires, étais, échafauds.

La saillie des barrières provisoires, étais, échafauds et engins servant à monter et descendre les matériaux sera fixée, dans chaque cas particulier, suivant les localités et les circonstances.

Les constructeurs doivent, en outre, se soumettre aux prescriptions du Préfet de Police.

Art. 24.

Constructions provisoires. — Échoppes.

Il pourra être permis de masquer les renfoncements par des constructions provisoires ou des appentis.

Ces constructions ne devront, en aucun cas, excéder la hauteur du rez-de-chaussée et elles seront supprimées dès qu'une des constructions attenantes subira retranchement.

Il pourra de même être permis de masquer, par des constructions provisoires en forme de pan coupé, les angles de toute espèce de renfoncement, mais sous la même condition que ci-dessus pour leur établissement et leur suppression.

Le Préfet de Police sera consulté sur ces demandes.

SECTION III

Dimensions et conditions des saillies.

I. — Objets faisant partie intégrante des constructions.

Art. 25.

Éléments décoratifs, Soubassements, Balcons et Constructions en encorbellement.

§ 1. — Le gabarit qui limite la saillie des éléments décoratifs des façades, des soubassements, des balcons et des constructions en encorbellement, est composé de deux lignes verticales.

L'une forme le gabarit supérieur, l'autre le gabarit inférieur.

La ligne horizontale de démarcation entre le gabarit supérieur et le gabarit inférieur sera placée à des hauteurs différentes, savoir :

Dans les rues de 30 mètres de largeur et plus, à une hauteur minima de 3 mètres au-dessus du trottoir.

Dans les rues de moins de 30 mètres de largeur, à une hauteur qui sera 6 mètres moins un dixième de la largeur de la voie.

§ 2. — La cote de saillie du gabarit supérieur sera :

Pour les voies de moins de 10 mètres de largeur, 8 centièmes de la largeur de la voie.

Pour les voies de 10 mètres de largeur et au-dessus, 60 centimètres, plus un cinquantième de la largeur de la voie, avec un maximum de 1ᵐ,20.

---

matériaux sera fixée, dans chaque cas particulier, suivant les localités et les circonstances.

Les constructeurs devront, en outre, se soumettre aux prescriptions du Préfet de Police.

Constructions provisoires. — Échoppes.

Il pourra être permis de masquer les renfoncements par des constructions provisoires ou appentis.

Ces constructions ne devront, en aucun cas, excéder la hauteur du rez-de-chaussée et elles seront supprimées dès qu'une des constructions attenantes subira retranchement.

Il pourra de même être permis de masquer, par des constructions provisoires en forme de pan coupé, les angles de toute espèce de renfoncement, mais sous la même condition que ci-dessus pour leur établissement et leur suppression.

Le Préfet de Police sera consulté sur ces demandes.

SECTION III

Dimensions et constructions des saillies.

I. — Objets faisant partie intégrante des constructions.

Éléments décoratifs, Soubassements, Balcons et Constructions en encorbellement.

§ 1. — Le gabarit qui limite la saillie des éléments décoratifs des façades, des soubassements, des balcons et des constructions en encorbellement, est composé de deux lignes verticales.

L'une forme *la partie* inférieure, l'autre *la partie* supérieure du gabarit.

La ligne horizontale de démarcation entre *la partie* inférieure et *la partie* supérieure du gabarit sera placée à des hauteurs différentes, savoir :

Dans les rues de 30 mètres de largeur et plus, à une hauteur minima de 3 mètres au-dessus du trottoir.

Dans les rues de moins de 30 mètres de largeur, à une hauteur qui sera 6 mètres moins un dixième de la largeur de la voie.

§ 2. La cote de saillie de la *partie supérieure* du gabarit sera conformément aux indications du tableau ci-annexé :

Pour les voies de moins de 10 mètres de largeur, 8 centièmes de la largeur de la voie.

Pour les voies de 10 mètres de largeur et au-dessus,

matériaux sera fixée, dans chaque cas particulier, suivant les localités et les circonstances.

Les constructeurs devront, en outre, se soumettre aux prescriptions du Préfet de Police.

Art. 22.

Constructions provisoires. — Échoppes.

Il pourra être permis de masquer les renfoncements par des constructions provisoires ou des appentis.

Ces constructions ne devront, en aucun cas, excéder la hauteur du rez-de-chaussée et elles seront supprimées dès qu'une des constructions attenantes subira retranchement.

Il pourra de même être permis de masquer, par des constructions provisoires en forme de pan coupé, les angles de toute espèce de renfoncement, mais sous la même condition que ci-dessus pour leur établissement et leur suppression.

Le Préfet de Police sera consulté sur ces demandes.

SECTION III

Dimensions et conditions des saillies.

1. — Objets faisant partie intégrante des constructions.

Art. 23.

Éléments décoratifs, Soubassements, Balcons et Constructions en encorbellement.

§ 1. — Le gabarit qui limite, en avant du mur de face, la saillie des éléments décoratifs, des soubassements, des balcons et des constructions en encorbellement, est composé de deux lignes verticales.

L'une forme la partie inférieure, l'autre la partie supérieure du gabarit.

La ligne horizontale de démarcation entre la partie inférieure et la partie supérieure du gabarit sera placée à des hauteurs différentes, savoir :

Dans les rues de 30 mètres de largeur et plus, à une hauteur minima de 3 mètres au-dessus du trottoir.

Dans les rues de moins de 30 mètres de largeur, à une hauteur qui sera 6 mètres moins un dixième de la largeur de la voie.

§ 2. — La cote de saillie de la partie supérieure du gabarit sera, conformément aux indications du tableau ci-annexé :

Pour les voies de moins de 10 mètres de largeur, 8 centièmes de la largeur de la voie.

Pour les voies de 10 mètres de largeur et au-dessus,

Dans la zone régie par le gabarit supérieur, le nu à l'alignement devra toujours servir de fond à la décoration ; il occupera à chaque étage un dixième au moins de la surface de la façade de l'étage, déduction faite des baies.

§ 3. — Il pourra être établi, dans la limite du gabarit supérieur, des constructions ou motifs de décoration en encorbellement dont les surfaces cumulées projetées sur un plan vertical parallèle à la façade n'excéderont, en aucun cas, le tiers de la surface totale de la façade du bâtiment régie par le gabarit supérieur.

Latéralement, les saillies des constructions seront limitées par un plan vertical à 45° avec celui de l'alignement. Ce plan partira à 0^m,25 de la ligne mitoyenne, mesure prise sur ledit alignement.

§ 4. — Dans les voies de 16 mètres de largeur et au-dessus, la saillie de chaque balcon pourra être augmentée de un quart à la condition qu'il n'occupe au plus, en projection horizontale, que le quart de la surface permise.

§ 5. — La saillie du gabarit inférieur sera le quart de la saillie du gabarit supérieur, avec droit à un minimum de 0^m,20.

Par exception, la décoration de l'entrée principale d'une construction et celle des corniches à rez-de-chaussée pourront descendre jusqu'à 2^m,50 au-dessus du trottoir avec une saillie égale à deux fois celle du gabarit inférieur.

60 centimètres, plus un cinquantième de la largeur de la voie avec un maximum de 1^m,20.

Dans la zone régie par la partie supérieure du gabarit, les saillies sur le nu à l'alignement ne devront pas dépasser les 9/10e de la surface de la façade de l'étage, déduction faite de la surface des baies.

§ 3. — Il pourra être établi dans la limite de *la partie supérieure* du gabarit, des constructions ou motifs de décoration en encorbellement dont les surfaces cumulées projetées sur un plan vertical parallèle à la façade n'excéderont en aucun cas le tiers de la surface totale de la façade du bâtiment régie par *la partie supérieure* du gabarit.

Latéralement, le gabarit de ces constructions sera limité par un plan vertical à 45° avec celui de l'alignement. Ce plan partira à *un mètre* de la ligne mitoyenne, mesure prise sur ledit alignement.

§ 4. — Dans les voies de 16 mètres de largeur et au-dessus, la saillie de chaque balcon pourra être augmentée d'un quart à la condition qu'en *projection horizontale, le ou les balcons ne couvrent plus dans leur ensemble que le quart de la surface permise à chaque étage respectif.*

§ 5. — La saillie de *la partie inférieure* du gabarit sera le quart de la saillie de la partie supérieure avec droit à un minimum de 0^m,20.

Par exception, la décoration *des entrées* d'une construction et celle des corniches à rez-de-chaussée pourront descendre jusqu'à 2^m,50 au-dessus du trottoir avec une saillie égale à deux fois celle de *la partie* inférieure du gabarit.

Dans les voies de 18 mètres de largeur et au-dessus la décoration *des entrées* d'une construction pourra descendre jusqu'au sol, avec une saillie égale à deux fois celle de *la partie* inférieure du gabarit.

60 centimètres, plus un cinquantième de la largeur de la voie avec un maximum de 1^m,20.

Dans la zone régie par la partie supérieure du gabarit, le nu à l'alignement devra toujours servir de fond à la décoration; il occupera à chaque étage un dixième au moins de la surface de la façade de l'étage, déduction faite des baies.

§ 3. — Il pourra être établi, dans la limite de la partie supérieure du gabarit, des constructions fermées en encorbellement dont les surfaces cumulées projetées sur un plan vertical parallèle à la façade n'excéderont, en aucun cas, le tiers de la surface totale de la façade du bâtiment régie par la partie supérieure du gabarit.

Pour les bâtiments ayant plusieurs façades sur rue, chaque façade sera considérée isolément en ce qui concerne les constructions fermées en encorbellement et chaque pan coupé comptera avec l'une des deux façades qu'il sépare, au choix du constructeur.

Latéralement, les saillies des constructions seront limitées par un plan vertical à 45°, avec celui de l'alignement. Ce plan partira à 0^m,25 de la ligne mitoyenne, mesure prise sur ledit alignement.

§ 4. — Dans les voies de 16 mètres de largeur et au-dessus, la saillie de chaque balcon pourra être augmentée d'un quart à la condition qu'en projection horizontale, le ou les balcons ne couvrant plus dans leur ensemble que le quart de la surface permise à chaque étage respectif.

§ 5. — La saillie de la partie inférieure du gabarit sera le quart de la saillie de la partie supérieure avec droit à un minimum de 0^m,20.

Par exception, la décoration des entrées principales d'une construction et celle des corniches à rez-de-chaussée pourront descendre jusqu'à 2,^{m}50 au-dessus du trottoir avec une saillie égale à deux fois celle de la partie inférieure du gabarit.

Dans les voies de 20 mètres de largeur et au-dessus, la décoration des entrées principales d'une construction pourra descendre jusqu'au sol, avec une saillie égale à deux fois celle de la partie inférieure du gabarit.

La rédaction antérieure a donné lieu, dans la pratique des tolérances actuelles, à des hésitations sur le sens de la définition des « constructions » ou « motifs de décoration en encorbellement ». La rédaction nouvelle indique que le paragraphe 3 ne s'applique qu'aux constructions en saillie sur la voie publique, qui, étant closes en avant de l'alignement, sont utilisées comme additions au cube habitable.

L'addition relative aux bâtiments à plusieurs façades et aux pans coupés est aussi le résultat d'observations faites dans la pratique des tolérances.

Il n'y a pas d'inconvénient appréciable, avec les largeurs de trottoir actuelles, à autoriser cette emprise sur les grandes voies en vue d'effets décoratifs très sûrs.

Art. 26.

Herses — Chardons — Artichauts.

Les herses, chardons, artichauts et autres objets analogues en ferronnerie, destinés à servir de défense sur les balcons, pourront avoir 0^m,25 en sus de la saillie permise pour les corniches, balcons et entablements sur lesquels ces objets seront fixés.

Art. 27.

Objets d'ornementation extérieurs au périmètre légal du comble.

En dehors du périmètre légal du comble, les objets d'ornementation, tels que couronnements de lucarne, crêtes ajourées, galeries, etc., devront être inscrits dans le premier arc de cercle concentrique au périmètre légal.

Le rayon de cet arc de cercle sera le rayon du périmètre légal augmenté de la saillie du gabarit supérieur (art. 23, § 2).

Pour les couronnements des constructions en encorbellement, le rayon du périmètre légal pourra être augmenté d'une quantité égale à deux fois la saillie du gabarit supérieur.

En aucun cas, l'extension donnée aux espaces habitables par des objets d'ornementation ne pourra s'étendre au delà du premier arc de cercle concentrique au périmètre légal.

Pour les constructions en encorbellement, les parties du couronnement qui s'élèveront au-dessus de la base légale du comble, ne pourront en aucun cas, avoir en largeur plus du tiers de celle de la façade.

Herses — Chardons — Artichauts.

Les herses, chardons, artichauts et autres objets analogues en ferronnerie, destinés à servir de défense sur les balcons pourront avoir 0^m,25 en sus de la saillie permise pour les corniches, balcons et entablements sur lesquels ces objets seront fixés.

Objets d'ornementation extérieurs au périmètre légal du comble.

En dehors du périmètre légal du comble, les objets d'ornementation, tels que couronnements de lucarne, crêtes ajourées, galeries, etc., devront être inscrits dans le premier arc de cercle concentrique au périmètre légal.

Le rayon de cet arc de cercle sera le rayon de l'arc de cercle du périmètre légal augmenté de la saillie de la partie supérieure du gabarit (art. 23, § 2). Pour les couronnements des constructions en encorbellement, le rayon de l'arc de cercle du périmètre légal pourra être augmenté d'une quantité égale à deux fois la saillie de la partie supérieure du gabarit.

Dans les trois cas ci-dessus, les arcs de cercle seront prolongés par leurs tangentes à 45°.

En aucun cas, l'extention donnée aux espaces habitables par les objets d'ornementation ne pourra s'étendre au delà du premier arc de cercle concentrique au périmètre légal.

Pour les constructions en encorbellement, les parties du couronnement qui s'élèveront au-dessus *de la ligne* de base légale du comble, ne pourront, en aucun cas, avoir en largeur plus du tiers de celle de la façade.

II. — Objets ne faisant pas partie intégrante des constructions.

Art. 28.

En aucun cas, les saillies des objets ne faisant pas partie intégrante des constructions et dépassant le

II. — Objets ne faisant pas partie intégrante des constructions.

Les saillies des objets ne faisant pas partie intégrante des constructions et dépassant le gabarit des

Art. 24.

Herses. — Chardons. — Artichauts.

Les herses, chardons, artichauts et autres objets analogues en ferronnerie, destinés à servir de défense sur les balcons, pourront avoir 0^m,25 en sus de la saillie permise pour les corniches, balcons et entablements sur lesquels ces objets seront fixés.

Art. 25.

Objets d'ornementation extérieure au périmètre légal du comble.

En dehors du périmètre légal du comble, les objets d'ornementation, tels que couronnements de lucarne, crêtes ajourées, galeries, etc., devront être inscrits dans le premier arc de cercle concentrique au périmètre légal.

Le rayon de cet arc de cercle sera le rayon de l'arc de cercle du périmètre légal augmenté de la saillie de la partie supérieure du gabarit (art. 23, § 2).

L'ensemble produit par les largeurs cumulées des couronnements des lucarnes ne pourra excéder les deux tiers de la largeur de face du bâtiment, déduction faite des couronnements des constructions en encorbellement sur la voie publique, dans les conditions indiquées au titre II du présent décret.

Pour les couronnements des constructions en encorbellement, le rayon de l'arc de cercle du périmètre légal pourra être augmenté d'une quantité égale à deux fois la saillie de la partie supérieure du gabarit.

Dans les trois cas ci-dessus, les arcs de cercle seront prolongés par leur tangente à 45°.

En aucun cas, l'extension donnée aux espaces habitables par les objets d'ornementation ne pourra s'étendre au delà du premier arc de cercle concentrique au périmètre légal.

Pour les constructions en encorbellement, les parties du couronnement qui s'élèveront au-dessus de la ligne de base légale du comble, ne pourront, en aucun cas, avoir en largeur plus du tiers de celle de la façade.

II. — Objets ne faisant pas partie intégrante des constructions.

Art. 26.

Les saillies des objets ne faisant pas partie intégrante des constructions et dépassant le gabarit des gabarit des saillies des objets faisant partie intégrante des constructions (art. 25), ne pourront être établies à moins de 0ᵐ,50 de l'arête du trottoir.

Ces objets ne devront être établis qu'à partir de 3 mètres du trottoir, sous réserve des exceptions indiquées dans les articles 30, 36 § 1ᵉʳ et 37 § 1ᵉʳ.

saillies des objets faisant partie intégrante des constructions (art. 25), ne pourront être établies à moins de 0ᵐ,50 de l'arête du trottoir, *mesurés horizontalement*.

Ces objets ne devront être établis qu'à partir de 3 mètres de trottoir *mesurés verticalement*, sous réserve des exceptions indiquées dans les articles 30, 36 § 1ᵉʳ et 37 § 1ᵉʳ.

Art. 29.

Devantures de boutiques, compris seuils et socles.

La saillie des devantures de boutiques, compris seuils et socles, devra être comprise dans le gabarit inférieur (art. 25 § 5).

Devanture de boutiques, compris seuils et socles.

La saillie des devantures de boutiques, compris seuils et socles, devra être comprise dans le gabarit inférieur (art. 25, § 5).

Art. 30.

Corniches de devanture et tableaux sous corniche, y compris tous ornements pouvant y être appliqués.

La saillie maxima des corniches de devanture et des tableaux sous corniche, y compris tous ornements pouvant y être appliqués, sera les 3 centièmes de la largeur de la voie, avec un maximum de 0ᵐ,80 et avec un droit à un minimum de 0ᵐ,50.

Corniches de devanture et tableaux sous corniche, y compris tous ornements pouvant y être appliqués.

La saillie maxima des corniches de devanture et des tableaux sous corniche, y compris tous ornements pouvant y être appliqués, sera les 3 centièmes de la largeur de la voie, avec un maximum de 0ᵐ,80 et avec un droit à un minimum de 0ᵐ,50.

Art. 31.

Grilles de boutiques, volets ou contrevents pour fermetures de boutiques, pilastres, colonnes, chambranles, vitrines, caissons isolés en applique et parements de décoration dans la hauteur du rez-de-chaussée et de l'étage immédiatement au-dessus, moulures formant cadre.

La saillie maxima des grilles de boutiques, volets ou contrevents pour fermetures de boutiques, pilastres, colonnes, chambranles, vitrines, caissons isolés en applique et parements de décoration dans la hauteur du rez-de-chaussée et de l'étage immédiatement au-dessus, moulures formant cadre, sera celle du gabarit inférieur (art. 25 § 5).

Grilles de boutiques, volets ou contrevents pour fermetures de boutiques, pilastres, colonnes chambranles, vitrines, caissons isolés en applique et panneaux de décoration dans la hauteur du rez-de-chaussée et de l'étage immédiatement au-dessus, moulures formant cadre.

La saillie maxima des grilles de boutiques, volets ou contrevents pour fermetures de boutiques, pilastres, colonnes, chambranles, vitrines, caissons isolés en applique et *panneaux* de décoration dans la hauteur du rez-de-chaussée et de l'étage immédiatement au-dessus, moulures formant cadre, sera celle de *la partie* inférieure du gabarit (art. 25, § 5).

Art. 32.

Grilles de croisées, persiennes, volets, jalousies et autres objets analogues.

La saillie maxima des grilles de croisées, persiennes, volets, jalousies et autres objets analogues, sera celle du gabarit inférieur (art. 25 § 5).

Dans la hauteur de 3 mètres au dessus du trottoir, les persiennes, volets, etc., ne pourront être placés que dans l'épaisseur des tableaux des baies et devront ouvrir à l'intérieur. Tout développement à

Grilles de croisées, persiennes, volets, jalousies et autres objets analogues.

A tous les étages, la saillie maxima des grilles de croisées, persiennes, volets, jalousies et autres objets analogues sera celle de *la partie inférieure* du gabarit (art. 13, § 5).

Dans la hauteur de 3 mètres au-dessus du trottoir, les persiennes, volets, etc., ne pourront être placés dans l'épaisseur des tableaux des baies et devront saillies des objets faisant partie intégrante des constructions (art. 23), ne pourront être établis à moins de 0^m,50 de l'arête du trottoir, mesurés horizontalement. Ces objets ne devront être établis qu'à partir de 3 mètres du trottoir mesurés verticalement, sous réserves des exceptions indiquées dans les articles 28, 34 § 1er et 35 § 1er.

Art. 27.

Devantures de boutiques, compris seuils et socles.

La saillie des devantures de boutiques, compris seuils et socles, devra être comprise dans la partie inférieure du gabarit (art. 23, § 5).

Art. 28.

Corniches de devanture et tableaux sous corniche, y compris tous ornements pouvant y être appliqués.

La saillie maxima des corniches de devanture et des tableaux sous corniche, y compris tous ornements pouvant y être appliqués, sera les 3 centièmes de la largeur de la voie, avec un maximum de 0^m,80 et avec un droit à un minimum de 0^m,50.

Art. 29.

Grilles de boutiques, volets ou contrevents pour fermetures de boutiques, pilastres, colonnes chambranles, vitrines, caissons isolés en applique et panneaux de décoration dans la hauteur du rez-de-chaussée et de l'étage immédiatement au-dessus, moulures formant cadre.

La saillie maxima des grilles de boutiques, volets ou contrevents pour fermetures de boutiques, pilastres, colonnes, chambranles, vitrines, caissons, isolés en applique et panneaux de décoration dans la hauteur du rez-de-chaussée et de l'étage immédiatement au-dessus, moulures formant cadre, sera celle de la partie inférieure du gabarit (art. 23. § 5).

Art. 30.

Grilles de croisées, persiennes, volets, jalousies et autres objets analogues.

A tous les étages, la saillie maxima des grilles de croisées, persiennes, volets, jalousies et autres objets analogues sera celle de la partie inférieure du gabarit (art. 23, § 5).

Dans la hauteur de 3 mètres au-dessus du trottoir les persiennes, volets, etc., ne pourront être placés dans l'épaisseur des tableaux des baies et devront

l'extérieur est interdit. Dans la hauteur des étages, tous châssis vitrés, toutes croisées simples ou doubles devront de même ouvrir à l'intérieur. Il est interdit de les développer extérieurement, hormis le cas où ils se trouveraient au-dessus d'un grand balcon.

Art. 33.

Supports d'étalages sur les façades.

La saillie maxima des supports d'étalages sur les façades sera égale à deux fois celle du gabarit inférieur (art. 25, § 5).

Aucun étalage ne sera permis plus haut que l'étage immédiatement au-dessus du rez-de-chaussée.

Art. 34.

Enseignes, tableaux-enseignes, attributs, écussons, écriteaux de location, grands tableaux (frises courantes portant enseignes) transparents en forme d'appliques, vitrines lumineuses, horloges, lanternes mobiles ou fixes à bras ou à consoles et autres objets analogues.

La saillie maxima des enseignes, tableaux-enseignes, attributs, écussons, écriteaux de location, grands tableaux (frises courantes portant enseignes), transparents en forme d'appliques, vitrines lumineuses, horloges, lanternes mobiles ou fixes à bras ou à consoles et autres objets analogues, sera :

1° Quand ces objets seront parallèles au mur de face, celle du gabarit inférieur (art. 25, § 5).

Il pourra être appliqué sur le garde-corps des balcons sans pouvoir en dépasser la hauteur, des attributs et des lettres dont l'épaisseur n'excédera pas 0ᵐ10.

Les enseignes, tableaux-enseignes et grands tableaux ne devront, dans aucun cas, être suspendus ou appliqués aux balcons.

2° Quand ces objets sont perpendiculaires au mur de face, le dixième de la largeur de la voie avec un maximum de 2 mètres ; la hauteur pourra être égale à la saillie permise et la largeur à la moitié de cette même saillie.

Les potences, supports et attaches des objets sont compris dans ces mesures.

Art. 35.

Marquises, transparents, baldaquins (supports compris).

La saillie des marquises, transparents, baldaquins (supports compris), n'excédera pas 3 mètres.

---

ouvrir à l'intérieur. Tout développement à l'extérieur est interdit. Dans la hauteur des étages, tous châssis vitrés, toutes croisées simples ou doubles devront de même ouvrir à l'intérieur. Il est interdit de les développer extérieurement, hormis le cas où ils se trouveraient au-dessus d'un grand balcon.

Supports d'étalages sur les façades.

La saillie maxima des supports d'étalages sur les façades sera égale à deux fois celle de la *partie inférieure* du gabarit (art. 23, § 5).

Aucun étalage ne sera permis plus haut que l'étage immédiatement au-dessus du rez-de-chaussée.

Enseignes, tableaux-enseignes, attributs, écussons, écriteaux de location, grands tableaux, (frises courantes portant enseignes), transparents en forme d'appliques, vitrines lumineuses, horloges, lanternes mobiles ou fixes à bras ou à consoles et autres objets analogues.

La saillie maxima des enseignes, tableaux-enseignes, attributs, écussons, écriteaux de location, grands tableaux (frises courantes portant enseignes), transparents en forme d'appliques, vitrines lumineuses, horloges, lanternes mobiles ou fixes, à bras ou à consoles et autres objets analogues sera :

1° Quand ces objets seront parallèles au mur de face, celle de la *partie inférieure* du gabarit (art. 25, § 5). *En hauteur ces objets ne devront pas dépasser l'arc de cercle défini au § 2 de l'article 25.*

Il pourra être appliqué sur le garde-corps des balcons sans pouvoir dépasser la hauteur, des attributs et des lettres dont l'épaisseur n'excédera pas 0ᵐ,10.

Les enseignes, tableaux-enseignes et grands tableaux ne devront, dans aucun cas, être suspendus ou appliqués aux balcons.

2° Quand ces objets sont perpendiculaires au mur de face, le dixième de la largeur de la voie avec un maximum de 2 mètres ; la hauteur pourra être égale à la saillie permise et la largeur à moitié de cette même saillie.

Les potences, supports et attaches des objets sont compris dans ces mesures.

Marquises, transparents, baldaquins (supports compris).

La saillie des marquises, transparents, baldaquins (supports compris), n'excédera pas 3 mètres.

ouvrir à l'intérieur. Tout développement à l'extérieur est interdit. Dans la hauteur des étages, tous châssis vitrés, toutes croisées simples ou doubles devront de même ouvrir à l'intérieur. Il est interdit de les développer extérieurement, hormis le cas où ils se trouveraient au-dessus d'un grand balcon.

Art. 31.
Supports d'étalages sur les façades.

La saillie maxima des supports d'étalages sur les façades sera égale à deux fois celle de la partie inférieure du gabarit (art, 23 § 5).

Aucun étalage ne sera permis plus haut que l'étage immédiatement au-dessus du rez-de-chaussée.

Art. 32.

Enseignes, tableaux-enseignes, attributs, écussons, écriteaux de location, grands tableaux, (frises courantes portant enseignes), transparents en forme d'appliques, vitrines lumineuses, horloges, lanternes mobiles ou fixes à bras ou à consoles et autres objets analogues.

La saillie maxima des enseignes, tableaux-enseignes, attributs, écussons, écriteaux de location, grands tableaux (frises courantes portant enseignes), transparents en forme d'appliques, vitrines lumineuses, horloges, lanternes mobiles ou fixes, à bras ou à consoles et autres objets analogues, sera :

1° Quand la plus grande dimension de ces objets sera parallèle au mur de face, celle de la partie inférieure du gabarit (art. 23, § 5). En hauteur ces objets ne devront pas dépasser le premier arc de cercle défini à l'article 25.

Il pourra être appliqué sur le garde-corps des balcons sans pouvoir en dépasser la hauteur, des attributs et des lettres dont l'épaisseur n'excédera pas $0^m,10$.

Les enseignes, tableaux-enseignes et grands tableaux ne devront, dans aucun cas, être suspendus ou appliqués aux balcons.

2° Quand la plus grande dimension de ces objets sera perpendiculaire au mur de face, le dixième de la largeur de la voie avec un maximum de 2 mètres ; la hauteur pourra être égale à la saillie permise et la largeur à la moitié de cette même saillie.

Les potences, supports et attaches des objets sont compris dans ces mesures.

Art. 33.
Marquises, transparents, baldaquins (supports compris).

La saillie des marquises, transparents, baldaquins (supports compris), n'excédera pas 3 mètres.

La distance entre la saillie de ces objets et l'aplomb de l'arête du trottoir ne sera pas inférieure à 0^m,50.

L'Administration pourra autoriser l'établissement de grandes marquises excédant 3 mètres de saillie. Elle restera libre d'apprécier, dans chaque cas, la saillie qui pourra être permise suivant la largeur de la voie et des trottoirs et les besoins de la circulation.

La hauteur de ces objets, non compris les supports, n'excédera pas un mètre.

Ils ne pourront recevoir de garde-corps ni être utilisés comme balcons.

En outre, ils devront être disposés de façon à ne pas masquer les appareils de l'éclairage public, ni les plaques indicatives des noms de voies publiques.

La couverture des marquises sera entièrement translucide.

Aucune partie des supports, consoles ou accessoires ne devra être établie à moins de 3 mètres au-dessus du trottoir.

Aucun de ces objets ne pourra être autorisé sur les façades au droit desquelles il n'y a pas de trottoir.

Art. 36.

1. — Bannes et stores à rez-de-chaussée.

La saillie maxima des bannes et stores à rez-de-chaussée n'excédera pas 3 mètres.

La distance entre la saillie des bannes et stores à rez-de-chaussée et l'aplomb de l'arête du trottoir ne sera pas inférieure à 0^m,50.

Les lambrequins, branches, supports, coulisseaux, joues, en un mot toutes les parties accessoires des bannes, ne pourront descendre à moins de 2^m,40 au-dessus du trottoir.

Les bannes devront être essentiellement mobiles et ne pourront, en aucun cas, être établies à demeure. En outre, elles devront être disposées de façon à ne pas masquer les appareils de l'éclairage public, ni les plaques indicatives des noms des voies publiques.

Aucun de ces objets ne pourra être autorisé sur les façades au droit desquelles il n'y a pas de trottoir.

§ 2. — Bannes et stores aux étages.

La saillie des bannes et stores aux étages, au droit de chaque croisée non pourvue de grand balcon, sera de 0^m,80.

Au droit des constructions en encorbellement, cette saillie sera prise à partir du nu desdites constructions.

Au-devant des croisées pourvues de grands balcons, les stores ou bannes pourront avoir la même longueur et la même saillie que ces balcons, avec droit à un minimum de saillie de 0^m,80.

La distance entre la saillie de ces objets et l'aplomb de l'arête du trottoir ne sera pas inférieure à 0^m,50.

L'Administration pourra autoriser l'établissement de grandes marquises excédant 3 mètres de saillie. Elle restera libre d'apprécier, dans chaque cas, la saillie qui pourra être permise suivant la largeur de la voie et des trottoirs et les besoins de la circulation.

La hauteur de ces objets, non compris les supports, n'excédera pas un mètre.

Ils ne pourront pas recevoir de garde-corps, ni être utilisés comme balcon.

En outre, ils devront être disposés de façon à ne pas masquer les appareils de l'éclairage public, ni les plaques indicatives des noms de voies publiques.

La couverture des marquises sera entièrement translucide.

Aucune partie des supports, consoles ou accessoires ne devra être établie à moins de 3 mètres au-dessus du trottoir.

Aucun de ces objets ne pourra être autorisé sur les façades au droit desquelles il n'y a pas de trottoir.

1. — Bannes et stores à rez-de-chaussée.

La saillie maxima des bannes et stores à rez-de-chaussée n'excédera pas 3 mètres.

La distance entre la saillie des bannes et stores à rez-de-chaussée et l'aplomb de l'arête du trottoir ne sera pas inférieure à 0^m,50.

Les lambrequins, branches, supports, coulisseaux, joues, en un mot toutes les parties accessoires des bannes, ne pourront descendre à moins de 2^m,50 au-dessus du trottoir.

Les bannes devront être essentiellement mobiles et ne pourront, en aucun cas, être établies à demeure. En outre, elles devront être disposées de façon à ne pas masquer les appareils de l'éclairage public, ni les plaques indicatives des noms des voies publiques.

Aucun de ces objets ne pourra être autorisé sur les façades au droit desquelles il n'y a pas de trottoir.

§ 2. — Bannes et stores aux étages.

La saillie des bannes et stores aux étages, au droit de chaque croisée non pourvue de grand balcon, sera de 0^m,80.

Au droit des constructions en encorbellement, cette saillie sera prise à partir du nu desdites constructions.

Au-devant des croisées pourvues de grands balcons, les stores ou bannes pourront avoir la même longueur et la même saillie que ces balcons, avec droit à un minimum de saillie de 0^m,80.

La distance entre la saillie de ces objets et l'aplomb de l'arête du trottoir ne sera pas inférieure à 0^m,50.

L'Administration pourra autoriser l'établissement de grandes marquises excédant 3 mètres de saillie. Elle restera libre d'apprécier, dans chaque cas, la saillie qui pourra être permise suivant la largeur de la voie et des trottoirs et les besoins de la circulation.

La hauteur de ces objets, non compris les supports, n'excédera pas un mètre.

Ils ne pourront pas recevoir de garde-corps, ni être utilisés comme balcon.

En outre, ils devront être disposés de façon à ne pas masquer les appareils de l'éclairage public, ni les plaques indicatives des noms de voies publiques.

La couverture des marquises sera entièrement translucide.

Aucune partie des supports, consoles ou accessoires ne devra être établie à moins de 3 mètres au-dessus du trottoir.

Aucun de ces objets ne pourra être autorisé sur les façades au droit desquelles il n'y a pas de trottoir.

Art. 34.

§ 1. — Bannes et stores à rez-de-chaussée.

La saillie maxima des bannes et stores à rez-de-chaussée n'excédera pas 3 mètres.

La distance entre la saillie des bannes et stores à rez-de-chaussée et l'aplomb de l'arête du trottoir ne sera pas inférieure à 0^m,50.

Les lambrequins, branches, supports, coulisseaux, joues, en un mot toutes les parties accessoires des bannes, ne pourront descendre à moins de 2^m,50 au-dessus du trottoir.

Les bannes devront être essentiellement mobiles et ne pourront, en aucun cas, être établies à demeure. En outre, elles devront être disposées de façon à ne pas masquer les appareils de l'éclairage public, ni les plaques indicatives des noms des voies publiques.

Aucun de ces objets ne pourra être autorisé sur les façades au droit desquelles il n'y a pas de trottoir.

§ 2. — Bannes et stores aux étages.

La saillie maxima des bannes et stores aux étages, au droit de chaque croisée non pourvue de grand balcon, sera de 0^m,80.

Au droit des constructions en encorbellement, cette saillie sera prise à partir du nu desdites constructions.

Au-devant des croisées pourvues de grands balcons, les stores ou bannes pourront avoir la même longueur et la même saillie que ces balcons, avec droit à un minimum de saillie de 0^m,80.

Il pourra être placé des stores ou bannes au devant des étages en retraite, à la condition que leur saillie n'excédera pas le périmètre légal des saillies hors comble.

Art. 37.

§ 1 — Abat-jour et réflecteurs diurnes.

La saillie maxima des abat-jour de réflecteurs diurnes sera de $0^m,50$.

Ces objets ne pourront être placés qu'à $2^m,50$ au moins au-dessus du trottoir.

§ 2. — Rampes d'illumination.

La saillie des rampes d'illumination ne dépassera pas de plus de 5 centimètres les gabarits ou la saillie des objets sur lesquels elles seraient fixées.

§ 3. — Tuyaux de descente.

La saillie maxima des tuyaux de descente sera celle du gabarit inférieur (art. 25, § 5).

§ 4. — Cuvettes de dégorgement des eaux pluviales sous l'entablement.

La saillie des cuvettes de dégorgement des eaux pluviales sous l'entablement sera limitée à celle de la corniche sous laquelle elles sont placées, avec droit à un minimum de $0^m,35$.

SECTION VI

Dispositions spéciales et transitoires.

Art. 38.

Les objets en saillie existant actuellement et dépassant les saillies fixées par le présent décret ne pourront être réconfortés même en partie, et ne devront, dans leurs portions mauvaises, être rétablis que dans la limite des saillies réglementaires.

Cependant l'Administration pourra en certains cas autoriser la réparation d'objets anciens ayant un caractère archéologique, monumental ou artistique.

Art. 39.

Marches, perrons, etc.

Il est interdit, en dehors du gabarit inférieur (art. 25, § 5) d'établir, de remplacer ou de réparer des marches, perrons, pas, entrées de cave et tous autres ouvrages en saillie sur les alignements et placés sur le sol de la voie publique.

Il pourra être placé des stores ou bannes au-devant des étages en retraite, à la condition que leur saillie n'excédera pas le périmètre légal des saillies hors comble.

§ 1. — Abat-jour et réflecteurs diurnes.

La saillie maxima des abat-jour de réflecteurs diurnes sera de $0^m,50$.

Ces objets ne pourront être placés qu'à $2^m,50$ au moins au-dessus du trottoir.

§ 2. — Rampes d'illumination.

La saillie des rampes d'illumination ne dépassera pas de plus de *10 centimètres* les gabarits ou la saillie des objets sur lesquels elles seraient fixées.

§ 3. — Tuyaux de descente.

La saillie maxima des tuyaux de descente sera celle de la *partie inférieure* du gabarit (art. 25, § 5).

§ 4. — Cuvettes de dégorgement des eaux pluviales sous l'entablement.

La saillie des cuvettes de dégorgement des eaux pluviales sous l'entablement sera limitée *à celle du gabarit*, avec droit à un minimum de $0^m,35$.

SECTION IV

Dispositions spéciales et transitoires.

Les objets en saillie existant actuellement et dépassant les saillies fixées par le présent décret ne pourront être réconfortés même en partie, et ne devront, dans leurs portions mauvaises, être rétablies que dans les limites des saillies réglementaires.

Cependant l'Administration pourra en certains cas autoriser la réparation d'objets anciens ayant un caractère archéologique, monumental ou artistique.

Marches, perrons, etc.

Il est interdit, en dehors de la partie inférieure du gabarit (art. 25, § 5) d'établir, de remplacer ou de réparer des marches, perrons, pas, entrées de cave et tous autres ouvrages en saillie sur les alignements et placés sur le sol de la voie publique.

Il pourra être placé des stores ou bannes au-devant des étages en retraite, à la condition que leur saillie n'excédera pas le périmètre légal des saillies hors comble.

Art. 35.

§ 1. — Abat-jour et réflecteurs diurnes.

La saillie maxima des abat-jour et réflecteurs diurnes sera de $0^m,50$.

Ces objets ne pourront être placés qu'à $2^m,50$ au moins au-dessus du trottoir.

§ 2. — Rampes d'illumination.

La saillie des rampes d'illumination ne dépassera pas de plus de 10 centimètres les gabarits ou la saillie des objets sur lesquels elles seraient fixées.

§ 3. — Tuyaux de descente.

La saillie maxima des tuyaux de descente sera celle de la partie inférieure du gabarit (art. 25, § 5).

§ 4. — Cuvettes de dégorgement des eaux pluviales sous l'entablement.

La saillie des cuvettes de dégorgement des eaux pluviales sous l'entablement sera limitée à celle du gabarit, avec droit à un minimum de $0^m,35$.

SECTION IV

Dispositions spéciales et transitoires.

Art. 36.

Les objets en saillie existant actuellement et dépassant les saillies fixées par le présent décret ne pourront être réconfortés même en partie, et ne devront, dans leurs parties mauvaises, être rétablies que dans les limites des saillies réglementaires.

Cependant l'Administration pourra en certains cas autoriser la réparation d'objets anciens ayant un caractère archéologique, monumental ou artistique.

Art. 37.

Marches, perrons, etc.

Il est interdit, en dehors de la partie inférieure du gabarit (art. 23, § 5) d'établir, de remplacer ou de réparer des marches, perrons, pas, entrées de cave et tous autres ouvrages en saillie sur les alignements et placés sur le sol de la voie publique.

Néanmoins, il pourra être fait exception à cette règle pour ceux de ces ouvrages qui seraient la conséquence de changements apportés au niveau de la voie.

En outre, les marches, perrons, pas, entrées de cave qui dépendraient d'immeubles atteints par l'alignement au moment de la promulgation du présent décret et qui feraient eux-mêmes saillie sur l'alignement, pourront être entretenus et au besoin reconstruits tels qu'ils existaient jusqu'à l'époque où seront réédifiés les bâtiments dont ils dépendent.

Art. 40.
Bornes.

Il est interdit, en dehors du gabarit inférieur (art. 25, § 5), d'établir des bornes en saillie sur le mur de face ou de clôture, et celles qui existent actuellement devront être enlevées partout où le trottoir sera construit.

Art. 41.
Conduits de fumée, cuvettes d'eaux ménagères ou industrielles, volets ou persiennes à rez-de-chaussée se développant à l'extérieur.

Aucun conduit de fumée ne pourra être appliqué sur le parement extérieur du mur de face, ni déboucher sur la voie publique.

Aucune espèce de cuvette pour l'écoulement des eaux ménagères ou industrielles ne pourra être établie en saillie sur la voie publique.

Les conduits de fumée, cuvettes d'eaux ménagères ou industrielles, ainsi que les volets ou persiennes existant actuellement à rez-de-chaussée et se développant à l'extérieur, ne pourront être réparés ni remplacés.

TITRE III
Dispositions diverses.

Art. 42.

Les dispositions qui précèdent ne sont pas applicables aux édifices publics, sauf en ce qui concerne les prescriptions énoncées en l'article 21 ci-dessus.

Art. 43.

L'Administration pourra, pour les constructions privées ayant un caractère monumental, ou pour les besoins d'art, de science ou d'industrie, autoriser des modifications relatives aux dispositions du présent décret, après avis du Conseil général des Bâtiments civils et avec l'approbation du Ministre de l'Intérieur.

Art. 44.

Les décrets des 22 juillet 1882 et 23 juillet 1884 sont rapportés.

Néanmoins, il pourra être fait exception à cette règle pour ceux de ces ouvrages qui seraient la conséquence de changements apportés au niveau de la voie.

En outre, les marches, perrons, pas, entrées de cave qui dépendraient d'immeubles atteints par l'alignement au moment de la promulgation du présent décret et qui feraient eux-mêmes saillie sur l'alignement pourront être entretenus et au besoin reconstruits tels qu'ils existaient jusqu'à l'époque où seront réédifiés les bâtiments dont ils dépendent.

Art. 38.
Bornes.

Il est interdit, en dehors de la partie inférieure du gabarit (art. 23. § 5), d'établir des bornes en saillie sur le mur de face ou de clôture, et celles qui existent actuellement devront être enlevées partout où le trottoir sera construit.

Art. 39.
Conduits de fumée, cuvettes d'eaux ménagères ou industrielles, volets ou persiennes à rez-de-chaussée se développant à l'extérieur.

Aucun conduit de fumée ne pourra être appliqué sur le parement extérieur du mur de face, ni déboucher sur la voie publique.

Aucune espèce de cuvette pour l'écoulement des eaux ménagères ou industrielles ne pourra être établie en saillie sur la voie publique.

Les conduits de fumée, cuvettes d'eaux ménagères ou industrielles, ainsi que les volets ou persiennes existant actuellement à rez-de-chaussée et se développant à l'extérieur, ne pourront être réparés ni remplacés.

TITRE III
Propositions diverses.

Art. 40.

Les dispositions qui précèdent ne sont pas applicables aux édifices publics, sauf en ce qui concerne les prescriptions énoncées en l'article 19 ci-dessus.

Art. 41.

L'Administration pourra, pour les constructions privées ayant un caractère monumental, ou pour des besoins d'art, de science ou d'industrie, autoriser des modifications relatives aux dispositions du présent décret, après avis du Conseil général des Bâtiments civils, et avec l'approbation du Ministre de l'Intérieur.

Art. 42.

Les décrets des 22 juillet 1882 et 23 juillet 1884 sont rapportés.

TABLEAU annexé au Décret concernant les hauteurs et les saillies des bâtiments dans la Ville de Paris.

LARGEUR DES VOIES publiques ou privées	HAUTEUR VERTICALE maxima du profil des bâtiments sur les voies publiques et privées	HAUTEUR DE LA SABPE horizontale de démarcation entre les gabarits inférieur et supérieur	SAILLIES MAXIMA pour la partie de la façade régie par le gabarit inférieur	SAILLIES MAXIMA pour la partie de la façade régie par le gabarit supérieur	SAILLIES MAXIMA pour les entrées principales et les corniches du rez-de-chaussée	RAYONS de l'arc de cercle	RAYONS des décorations comprises dans le gabarit supérieur	RAYONS des décorations des couronnements en encorbellement	SAILLIES MAXIMA des corniches et devantures	ENSEIGNES attributs tableaux, etc., perpendiculaires au mur de face (milieu et hauteur)	ENSEIGNES (largeur)	PROSPECT ET SURFACES minima des cours par rapport aux hauteurs de bâtiments de la colonne 2 — Cours desservant les pièces habitables (prospect)	(surface)	les cuisines seulement (prospect)	(surface)	OBSERVATIONS
1	2	3	4	5	6	7	8	9	10	11	12	13	14	15	16	17
mètres	mètres	mètres	mètres	mètres	mètres	mètres	mètres	mètres	mètres	mètres	mètres	mètres	mètres	mètres	mètres	
1.00	7.00	5.90	0.20	0.08	0.40	6.00	6.08	6.16	»	0.10	0.05	4.00	30.00	2.00	15.00	
2.00	8.00	5.80	0.20	0.16	0.40	6.00	6.16	6.32	0.50	0.20	0.10	4.00	30.00	2.00	15.00	
3.00	9.00	5.70	0.20	0.24	0.40	6.00	6.24	6.48	0.50	0.30	0.15	4.00	30.00	2.00	15.00	
4.00	10.00	5.60	0.20	0.32	0.40	6.00	6.32	6.64	0.50	0.40	0.20	4.00	30.00	2.00	15.00	
5.00	11.00	5.50	0.20	0.40	0.40	6.00	6.40	6.80	0.50	0.50	0.25	4.00	30.00	2.00	15.00	
6.00	12.00	5.40	0.20	0.48	0.40	6.00	6.48	6.96	0.50	0.60	0.30	4.00	30.00	2.00	15.00	1. Pour le mesurage des largeurs qui servent de base au calcul des hauteurs et des saillies, toute fraction de mètre en plus du nombre entier est comptée pour un mètre.
7.00	13.00	5.30	0.20	0.56	0.40	6.00	6.56	7.02	0.50	0.70	0.35	4.33	33.33	2.16	16.66	
8.00	14.00	5.20	0.20	0.64	0.40	6.00	6.64	7.28	0.50	0.80	0.40	4.66	36.66	2.33	18.33	
9.00	15.00	5.10	0.20	0.72	0.40	6.00	6.72	7.44	0.50	0.90	0.45	5.00	40.00	2.50	20.00	
10.00	16.00	5.00	0.20	0.80	0.40	6.00	6.80	7.60	0.50	1.00	0.50	5.33	43.33	2.66	21.66	2. Les saillies qui ne sont pas calculées d'après une progression réglée suivant la largeur des voies, sont limitées par les maxima ci-après indiqués :
11.00	17.00	4.90	0.205	0.82	0.41	6.00	6.82	7.64	0.50	1.10	0.55	5.66	46.66	2.83	23.33	
12.00	18.00	4.80	0.21	0.84	0.42	6.00	6.84	7.68	0.50	1.20	0.60	6.00	50.00	3.00	25.00	Marquises 3m,00
13.00	18.25	4.70	0.215	0.86	0.43	6.50	7.36	8.22	0.50	1.30	0.65	6.08	50.83	3.04	25.41	
14.00	18.50	4.60	0.22	0.88	0.44	7.00	7.88	8.76	0.50	1.40	0.70	6.16	51.66	3.08	25.83	Bannes et stores à rez-de-chaussée . . . 3m,00
15.00	18.75	4.50	0.225	0.90	0.45	7.50	8.40	9.30	0.50	1.50	0.75	6.25	52.50	3.12	26.25	
16.00	19.00	4.40	0.23	0.92	0.46	8.00	8.92	9.84	0.50	1.60	0.80	6.33	53.33	3.16	26.66	Bannes et stores aux étages, au droit d'une croisée non pourvue de grand balcon. 0m,80
17.00	19.25	4.30	0.235	0.94	0.47	8.50	9.44	10.38	0.51	1.70	0.85	6.41	54.16	3.20	27.08	
18.00	19.50	4.20	0.24	0.96	0.48	9.00	9.96	10.92	0.54	1.80	0.90	6.50	55.00	3.25	27.50	
19.00	19.75	4.10	0.245	0.98	0.49	9.50	10.48	11.46	0.57	1.90	0.95	6.58	55.83	3.29	27.91	
20.00	20.00	4.00	0.25	1.00	0.50	10.00	11.00	12.00	0.60	2.00	1.00	6.66	56.66	3.33	28.33	
21.00	20.00	3.90	0.255	1.02	0.51	10.00	11.02	12.04	0.63	2.00	1.00	6.66	56.66	3.33	28.33	Bannes et stores aux étages, au droit de croisées pourvues de grands balcons, même saillie que pour ces balcons, avec droit à minimum de . . 0m,80
22.00	20.00	3.80	0.26	1.04	0.52	10.00	11.04	13.08	0.66	2.00	1.00	6.66	56.66	3.33	28.33	
23.00	20.00	3.70	0.265	1.06	0.53	10.00	11.06	12.12	0.69	2.00	1.00	6.66	56.66	3.33	28.33	
24.00	20.00	3.60	0.27	1.08	0.54	10.00	11.08	12.16	0.72	2.00	1.00	6.66	56.66	3.33	28.33	
25.00	20.00	3.50	0.275	1.10	0.55	10.00	11.10	12.20	0.75	2.00	1.00	6.66	56.66	3.33	28.33	Abat-jour et réflecteurs diurnes 0m,50
26.00	20.00	3.40	0.28	1.12	0.56	10.00	11.12	12.24	0.78	2.00	1.00	6.66	56.66	3.33	28.33	
27.00	20.00	3.30	0.285	1.14	0.57	10.00	11.14	12.28	0.80	2.00	1.00	6.66	56.66	3.33	28.33	
28.00	20.00	3.20	0.29	1.16	0.58	10.00	11.16	12.32	0.80	2.00	1.00	6.66	56.66	3.33	28.33	
29.00	20.00	3.10	0.295	1.18	0.59	10.00	11.18	12.36	0.80	2.00	1.00	6.66	56.66	3.33	28.33	
30.00 et au-dessus	20.00	3.00	0.30	1.20	0.60	10.00	11.20	12.40	0.80	2.00	1.00	6.66	56.66	3.33	28.33	

www.ingramcontent.com/pod-product-compliance
Lightning Source LLC
Chambersburg PA
CBHW060526050426
42451CB00009B/1182